Copyright Viken Karaohanessian - Tout droits réservés. Toute reproduction ou copie sans notre autorisation peut faire l'objet de poursuite judiciaire.

Toute représentation ou reproduction intégrale ou partielle faite sans le consentement de l'auteur ou de ses ayants droit ou ayants cause est illicite. Il en est de même pour la traduction, l'adaptation ou la transformation, l'arrangement ou la reproduction par un art ou un procédé quelconque. (Art. L. 122-4)

SOMMAIRE

- **INTRODUCTION**

- **PARTIE 1 :** LA PRÉPARATION POUR LES COMPÉTITIONS DE MUSCULATION

<u>CHAPITRE 1</u> : COMPRENDRE LE MONDE DE LA COMPÉTITION DE MUSCULATION

<u>CHAPITRE 2</u> : PLANIFICATION DE L'ENTRAÎNEMENT POUR LA COMPÉTITION

<u>CHAPITRE 3</u> : NUTRITION POUR LA COMPÉTITION

<u>CHAPITRE 4</u> : GESTION DU STRESS ET PRÉPARATION MENTALE POUR LA COMPÉTITION

- **PARTIE 2 :** LA MUSCULATION ET LA SANTÉ MENTALE

<u>CHAPITRE 5</u> : COMMENT LA MUSCULATION AFFECTE LA SANTÉ MENTALE

<u>CHAPITRE 6</u> : UTILISER LA MUSCULATION POUR GÉRER LE STRESS ET L'ANXIÉTÉ

<u>CHAPITRE 7</u> : LA MUSCULATION ET LA DÉPRESSION

- **PARTIE 3 :** LA MUSCULATION POUR LES ATHLÈTES

<u>CHAPITRE 8</u> : POURQUOI LES ATHLÈTES DEVRAIENT FAIRE DE LA MUSCULATION

<u>CHAPITRE 9</u> : COMMENT LA MUSCULATION AMÉLIORE LES PERFORMANCES SPORTIVES

<u>CHAPITRE 10</u> : PROGRAMMES DE MUSCULATION POUR DIFFÉRENTS SPORTS

- **PARTIE 4 :** LA MUSCULATION ET LA RÉCUPÉRATION

<u>CHAPITRE 11</u> : POURQUOI LA RÉCUPÉRATION EST ESSENTIELLE EN MUSCULATION

CHAPITRE 12 : TECHNIQUES DE RÉCUPÉRATION : SOMMEIL, NUTRITION, ÉTIREMENTS

CHAPITRE 13 : PRÉVENTION DES BLESSURES EN MUSCULATION

- **PARTIE 5 :** LA MUSCULATION ET LA MOBILITÉ

CHAPITRE 14 : POURQUOI LA MOBILITÉ EST IMPORTANTE EN MUSCULATION

CHAPITRE 15 : EXERCICES DE MUSCULATION POUR AMÉLIORER LA MOBILITÉ

CHAPITRE 16 : PRÉVENTION DES BLESSURES ET AMÉLIORATION DE LA FLEXIBILITÉ

- **CONCLUSION**

INTRODUCTION

Dans le monde de la musculation, chaque mouvement est une symphonie d'efforts, de détermination et de passion, créant ainsi une harmonie parfaite entre le corps et l'esprit. La musculation est bien plus qu'une simple activité physique. C'est une discipline qui nous permet de sculpter notre corps, de renforcer notre esprit et de transcender nos limites.

Dans les pages qui suivent, nous explorerons les multiples facettes de la musculation. De la transformation de votre corps grâce à un entraînement spécifique, en passant par l'impact de la musculation sur la santé mentale, jusqu'à son rôle essentiel pour les athlètes de haut niveau. Nous plongerons également dans l'importance de la récupération et de la mobilité pour optimiser nos performances et prévenir les blessures.

La musculation est telle une danse entre nos muscles et nos pensées, où chaque répétition est un pas de danse vers notre objectif ultime. Tout comme un sculpteur façonne son œuvre d'art, nous sculptons notre corps avec chaque séance d'entraînement. Des athlètes légendaires tels que Arnold Schwarzenegger et Ronnie Coleman ont repoussé les limites de la musculation, démontrant ainsi que la persévérance et la détermination peuvent mener à des résultats extraordinaires.

Que vous soyez un novice ou un athlète chevronné, la musculation est une clé pour déverrouiller le potentiel insoupçonné de votre corps et de votre esprit. Alors, préparez-vous à plonger dans les profondeurs de la musculation, à découvrir ses multiples bienfaits et à vous émerveiller devant la puissance de votre propre transformation.

PARTIE I
LES FONDAMENTAUX DE LA MUSCULATION

CHAPITRE 1
COMPRENDRE LE MONDE DE LA MUSCULATION

La musculation est un monde complexe et fascinant qui va bien au-delà de l'image stéréotypée de l'homme musclé soulevant des poids lourds dans une salle de sport. C'est un voyage de découverte de soi, de dépassement de ses limites et de transformation physique et mentale.

Cette pratique une forme d'exercice qui utilise la résistance pour stimuler le développement musculaire. Elle implique une variété d'exercices qui ciblent différents groupes musculaires, avec l'objectif de développer la force, la taille et l'endurance musculaire. Mais la musculation est bien plus que cela. C'est un engagement envers soi-même, une discipline qui nécessite de la détermination, de la patience et de la persévérance.

Les différents types de musculation

La musculation est un vaste domaine qui englobe plusieurs types d'entraînements, chacun ayant ses propres objectifs et méthodes.

L'entraînement en force : Ce type de musculation vise à augmenter la force maximale que vous pouvez produire. Il implique généralement de soulever des poids lourds pour un petit nombre de répétitions. Par exemple, un powerlifter peut soulever une charge maximale pour une seule répétition afin de tester sa force maximale.

L'entraînement en hypertrophie : L'objectif de ce type de musculation est d'augmenter la taille des muscles. Il implique généralement de soulever des poids moyens pour un nombre moyen de répétitions. Par exemple, un bodybuilder peut faire 8 à 12 répétitions avec un poids qui est environ 70 à 80% de sa répétition maximale.

L'entraînement en endurance : Ce type de musculation vise à augmenter la capacité de vos muscles à résister à la fatigue sur de longues périodes. Il implique généralement de soulever des poids légers pour un grand nombre de répétitions.

Les bienfaits de la musculation

La musculation offre de nombreux avantages, tant sur le plan physique que mental.

Sur le plan physique : La musculation peut améliorer votre force, votre endurance, votre flexibilité et votre santé cardiaque. Elle peut également vous aider à maintenir un poids santé, à améliorer votre posture et à prévenir les blessures.

Sur le plan mental : La musculation peut aider à réduire le stress, à améliorer l'estime de soi et la confiance en soi. De nombreuses études ont montré que l'exercice physique, y compris la musculation, peut avoir des effets positifs sur la santé mentale.

Les mythes de la musculation

Il existe de nombreux mythes sur la musculation, qui peuvent décourager certaines personnes de commencer ou de poursuivre un programme de musculation.

"Les femmes deviennent trop musclées en faisant de la musculation". En réalité, il est très difficile pour les femmes de devenir "trop musclées" simplement en faisant de la musculation. Les femmes ont généralement moins de testostérone que les hommes, ce qui rend plus difficile le développement de gros muscles.

"La musculation ralentit la croissance chez les adolescents". En réalité, la musculation peut être bénéfique pour les adolescents, à condition qu'elle soit pratiquée de manière sûre et supervisée. Elle peut aider à améliorer la force, l'endurance, la confiance en soi et la santé globale.

En conclusion, comprendre le monde de la musculation est la première étape pour tirer le meilleur parti de votre entraînement. Que vous soyez un débutant ou un vétéran de la salle de sport, il y a toujours quelque chose de nouveau à apprendre et à découvrir dans ce voyage de transformation physique et mentale.

CHAPITRE 2
PLANIFICATION DE L'ENTRAÎNEMENT POUR LA MUSCULATION

La planification de l'entraînement est une étape cruciale pour atteindre vos objectifs de musculation. Elle vous permet de structurer vos séances d'entraînement de manière à maximiser vos gains musculaires tout en minimisant les risques de blessure. Dans ce chapitre, nous allons explorer les différentes étapes de la planification de l'entraînement pour la musculation.

Comprendre les principes de base de l'entraînement en musculation

Avant de commencer à planifier votre entraînement, il est important de comprendre les principes de base de l'entraînement en musculation. Ces principes comprennent la spécificité, la surcharge progressive, la récupération et la variété.

La spécificité fait référence à l'idée que votre entraînement doit être spécifique à vos objectifs. Par exemple, si votre objectif est de gagner en force, votre entraînement devrait se concentrer sur des exercices de force lourds. Si votre objectif est de gagner en masse musculaire, votre entraînement devrait se concentrer sur des exercices de volume élevé.

La surcharge progressive est le principe selon lequel vous devez augmenter progressivement la charge de travail au fil du temps pour continuer à faire des gains.

cela peut se faire en augmentant le poids que vous soulevez, le nombre de répétitions que vous faites, ou la fréquence de vos entraînements.

La récupération est tout aussi importante que l'entraînement lui-même. Vos muscles ont besoin de temps pour se réparer et se renforcer après chaque séance d'entraînement. Assurez-vous de prendre suffisamment de temps pour récupérer entre chaque séance d'entraînement.

La variété est importante pour éviter l'ennui et les plateaux. Changez régulièrement vos exercices, vos séries, vos répétitions et vos techniques d'entraînement pour continuer à défier votre corps de différentes manières.

Définir vos objectifs

La première étape de la planification de l'entraînement est de définir vos objectifs. Vos objectifs peuvent varier en fonction de vos besoins et de vos désirs personnels. Vous pouvez vouloir gagner en force, en taille, en endurance musculaire, ou améliorer votre composition corporelle. Il est important d'être précis dans la définition de vos objectifs. Par exemple, au lieu de dire "je veux être plus fort", dites "je veux être capable de soulever 100 kilos au développé couché".

Choisir les bons exercices

Une fois que vous avez défini vos objectifs, vous pouvez commencer à choisir les exercices qui vous aideront à les atteindre. Il existe une multitude d'exercices de musculation, chacun ciblant différents groupes musculaires. Les exercices composés, qui sollicitent plusieurs groupes musculaires à la fois, sont particulièrement efficaces pour la prise de masse et de force. Parmi les exemples d'exercices composés, citons le squat, le développé couché et le soulevé de terre.

Planifier votre routine d'entraînement

Une fois que vous avez choisi vos exercices, vous pouvez commencer à planifier votre routine d'entraînement. Cela comprend le choix du nombre de jours par semaine que vous allez vous entraîner, le choix des groupes musculaires que vous allez travailler chaque jour, et la détermination du nombre de séries et de répétitions que vous allez faire pour chaque exercice.

Suivre et ajuster votre plan

Une fois que vous avez commencé votre entraînement, il est important de suivre vos progrès et d'ajuster votre plan en conséquence.

Si vous ne voyez pas les résultats que vous espériez, ou si vous trouvez que votre entraînement est trop facile ou trop difficile, n'hésitez pas à faire des ajustements. L'important est de rester flexible et de ne pas se décourager si les choses ne se passent pas exactement comme prévu.

En conclusion, la planification de l'entraînement est une étape essentielle pour atteindre vos objectifs de musculation. En comprenant les principes de base de l'entraînement en musculation, en définissant des objectifs clairs, en choisissant les bons exercices, en planifiant une routine d'entraînement efficace, et en suivant et ajustant votre plan, vous pouvez maximiser vos gains musculaires et minimiser les risques de blessure.

CHAPITRE 3
NUTRITION POUR LA MUSCULATION

La nutrition est un pilier fondamental de la musculation. Une alimentation adéquate peut vous aider à atteindre vos objectifs de musculation, qu'il s'agisse de prendre de la masse musculaire, de perdre de la graisse ou d'améliorer vos performances. Dans ce chapitre, nous allons explorer l'importance de la nutrition pour la musculation et comment vous pouvez optimiser votre alimentation pour atteindre vos objectifs.

Les macronutriments essentiels

Il y a trois macronutriments essentiels que vous devez comprendre pour optimiser votre nutrition pour la musculation : les glucides, les protéines et les lipides.

Les glucides sont votre principale source d'énergie. Ils alimentent vos muscles pendant l'entraînement et aident à la récupération après l'entraînement. Les sources de glucides comprennent les céréales, les fruits, les légumes et les légumineuses.

Les protéines sont essentielles pour la réparation et la croissance des muscles. Les sources de protéines comprennent la viande, la volaille, le poisson, les œufs et les produits laitiers.

Les lipides sont une source d'énergie concentrée et sont essentiels pour de nombreuses fonctions corporelles, y compris la production d'hormones. Les sources de lipides comprennent les huiles, les noix, les graines et les poissons gras.

Les besoins caloriques

Calculer vos besoins caloriques est une étape essentielle pour planifier votre nutrition pour la musculation. Vos besoins caloriques dépendent de nombreux facteurs, y compris votre âge, votre sexe, votre poids, votre niveau d'activité physique et vos objectifs de musculation.

Pour prendre du muscle, vous devez consommer plus de calories que vous n'en brûlez. Pour perdre de la graisse, vous devez consommer moins de calories que vous n'en brûlez. Pour maintenir votre poids, vous devez équilibrer votre apport et votre dépense calorique.

La répartition des macronutriments

La répartition des macronutriments est un autre aspect important de la nutrition pour la musculation. En général, une répartition typique pour la musculation pourrait être de 40-60% de glucides, 25-35% de protéines et 15-25% de lipides. Cependant, cette répartition peut varier en fonction de vos objectifs spécifiques et de votre métabolisme individuel.

Les compléments alimentaires

Il existe de nombreux compléments alimentaires qui peuvent aider à optimiser votre nutrition pour la musculation.

Cependant, il est important de noter que les compléments alimentaires ne doivent pas remplacer une alimentation équilibrée et variée. Parmi les compléments les plus couramment utilisés en musculation, on trouve les protéines en poudre, la créatine, les acides aminés à chaîne ramifiée (BCAA), et les multivitamines.

Les repas avant et après l'entraînement

Ce que vous mangez avant et après votre entraînement peut avoir un impact significatif sur vos performances et votre récupération.

Le repas pré-entraînement : Ce repas doit être riche en glucides pour fournir de l'énergie pour votre entraînement. Il peut également contenir une quantité modérée de protéines pour soutenir la synthèse des protéines musculaires. Essayez de manger ce repas 2 à 3 heures avant votre entraînement.

Le repas post-entraînement : Ce repas doit contenir des protéines pour aider à la réparation et à la croissance des muscles, ainsi que des glucides pour reconstituer les réserves de glycogène de vos muscles. Essayez de manger ce repas dans l'heure qui suit votre entraînement.

La nutrition pour la récupération

La nutrition joue un rôle clé dans la récupération après l'entraînement.

Une bonne nutrition peut aider à réduire la fatigue, à minimiser les douleurs musculaires, à améliorer la performance et à favoriser la croissance musculaire. Assurez-vous de consommer suffisamment de protéines pour soutenir la réparation et la croissance des muscles, et de glucides pour reconstituer les réserves de glycogène de vos muscles.

Pour résumé, la nutrition est un élément clé de la musculation. Une bonne nutrition peut vous aider à atteindre vos objectifs de musculation plus rapidement et plus efficacement. N'oubliez pas que chaque individu est unique, et ce qui fonctionne pour une personne peut ne pas fonctionner pour une autre. Il est donc important d'expérimenter et de trouver ce qui fonctionne le mieux pour vous.

CHAPITRE 4
GESTION DU STRESS ET PRÉPARATION MENTALE POUR LA MUSCULATION

La musculation est autant un défi mental qu'un défi physique. La gestion du stress et la préparation mentale sont des éléments essentiels pour optimiser vos performances, réduire les risques de blessures et obtenir les résultats que vous désirez. De plus, une bonne préparation mentale vous aidera à rester motivé, concentré et persévérant tout au long de votre programme d'entraînement.

Comprendre le stress

Le stress est une réaction naturelle du corps face à des défis ou des menaces. Dans le contexte de la musculation, le stress peut être physique, dû à l'intensité de l'entraînement, ou psychologique, lié à la pression de la performance. Par exemple, un athlète peut ressentir du stress physique lors d'un entraînement intense, tandis que le stress psychologique peut survenir lors d'une compétition importante. Il est essentiel de comprendre et de gérer efficacement ces deux types de stress pour optimiser les performances.

Les bienfaits de la musculation

La musculation offre de nombreux avantages, tant physiques que mentaux. Physiquement, elle améliore la force, la masse musculaire et la condition physique générale.

Mentalement, elle peut augmenter la confiance en soi et réduire le stress. Des études ont montré que la musculation peut même aider à améliorer la qualité du sommeil et à réduire les symptômes de la dépression et de l'anxiété.

Techniques de gestion du stress

Il existe plusieurs techniques efficaces pour gérer le stress dans le contexte de la musculation. Parmi elles, la respiration profonde, la visualisation, la relaxation musculaire progressive et la pratique de la pleine conscience. Par exemple, de nombreux athlètes utilisent la visualisation pour se préparer mentalement à une compétition, en imaginant chaque étape de leur performance à l'avance.

Préparation mentale pour la musculation

La préparation mentale est tout aussi importante que la préparation physique en musculation. Elle comprend la fixation d'objectifs, l'auto-dialogue positif, la visualisation et l'établissement d'une routine pré-performance. Par exemple, un athlète peut se fixer des objectifs spécifiques pour chaque entraînement, utiliser l'auto-dialogue positif pour renforcer sa confiance en soi, visualiser sa performance avant une compétition, et établir une routine pré-performance pour se préparer mentalement et physiquement.

Gérer les échecs et les plateaux

Dans le parcours de la musculation, il est courant de rencontrer des échecs et des plateaux. Il est important de savoir comment les gérer pour continuer à progresser. Cela peut impliquer de maintenir une mentalité positive, de fixer des attentes réalistes, et de chercher du soutien auprès des entraîneurs et des coéquipiers. Par exemple, un athlète qui atteint un plateau dans son entraînement peut avoir besoin de modifier son programme d'entraînement, de se fixer de nouveaux objectifs, ou de chercher des conseils auprès de son entraîneur ou de ses coéquipiers.

La gestion du stress et la préparation mentale sont des éléments clés de la musculation. En apprenant à gérer votre stress et à vous préparer mentalement, vous pourrez améliorer vos performances, optimiser vos résultats et profiter pleinement de votre entraînement. Nous vous encourageons à mettre en pratique les techniques et les conseils présentés dans ce chapitre pour améliorer votre bien-être mental et physique.

N'oubliez pas, la musculation est un voyage, pas une destination. Chaque pas que vous faites, chaque poids que vous soulevez, vous rapproche de votre objectif. Alors, continuez à pousser, continuez à vous améliorer, et surtout, continuez à croire en vous.

PARTIE II
LA MUSCULATION ET LA SANTÉ MENTALE

CHAPITRE 5
COMMENT LA MUSCULATION AFFECTE LA SANTÉ MENTALE

La santé mentale est un aspect crucial de notre bien-être global, et la musculation joue un rôle significatif dans son amélioration. Dans une ère où le syndrome métabolique et l'obésité sont en croissance exponentielle, la musculation, en tant que modification du mode de vie, peut être un moyen rentable d'améliorer la santé et la qualité de vie.

L'impact de la musculation sur l'anxiété et la dépression

Les exercices aérobiques, y compris la musculation, ont prouvé leur efficacité pour réduire l'anxiété et la dépression. Ces améliorations de l'humeur sont proposées pour être causées par une augmentation de la circulation sanguine vers le cerveau induite par l'exercice et par une influence sur l'axe hypothalamo-hypophyso-surrénalien (HHS), et donc sur la réactivité physiologique au stress.

La musculation et l'estime de soi

L'exercice améliore la santé mentale en réduisant l'anxiété, la dépression, et l'humeur négative et en améliorant l'estime de soi et la fonction cognitive. L'exercice a également été trouvé pour soulager des symptômes tels que la faible estime de soi et le retrait social.

La musculation et la gestion du stress

La musculation peut aider à gérer le stress en offrant une distraction, en améliorant l'auto-efficacité, et en favorisant l'interaction sociale. Les modifications du mode de vie qui se concentrent sur l'accumulation et l'augmentation de l'activité d'intensité modérée tout au long de la journée peuvent être les plus appropriées pour la plupart des patients.

La musculation et la santé mentale chez les patients atteints de schizophrénie

L'exercice est particulièrement important chez les patients atteints de schizophrénie, car ces patients sont déjà vulnérables à l'obésité et aussi en raison du risque supplémentaire de prise de poids associé au traitement antipsychotique, en particulier avec les antipsychotiques atypiques.

La musculation, en tant que composante essentielle de la modification du mode de vie, peut jouer un rôle significatif dans l'amélioration de la santé mentale. Les prestataires de services de santé mentale peuvent ainsi fournir des interventions physiques efficaces et basées sur des preuves pour les individus souffrant de maladies mentales graves.

CHAPITRE 6
UTILISER LA MUSCULATION POUR GÉRER LE STRESS ET L'ANXIÉTÉ

Le stress et l'anxiété sont des problèmes courants dans notre société moderne. Ils peuvent avoir un impact significatif sur notre santé mentale et physique, affectant notre qualité de vie. Cependant, il existe une stratégie efficace pour gérer ces problèmes : la musculation. En effet, la musculation offre de nombreux avantages par rapport à d'autres méthodes de gestion du stress, comme la relaxation ou la méditation. Par exemple, Jonathan, un comptable de 35 ans, a découvert que la musculation était un excellent moyen pour lui de gérer son stress au travail. En soulevant des poids, il a pu se concentrer sur son corps et oublier ses soucis, ce qui a eu un effet apaisant sur son esprit.

Les mécanismes biologiques de la musculation pour la gestion du stress et de l'anxiété

La musculation peut influencer la production d'endorphines, les hormones du bien-être, et réduire les niveaux de cortisol, l'hormone du stress. De plus, l'exercice physique peut stimuler la production de neurotransmetteurs tels que la sérotonine et la dopamine, qui sont liés à l'amélioration de l'humeur et à la réduction de l'anxiété. Une étude publiée dans le Journal of Applied Physiology a montré que les personnes qui pratiquent régulièrement la musculation ont des niveaux de cortisol plus bas et des niveaux d'endorphines plus élevés que celles qui ne le font pas.

Les effets psychologiques de la musculation sur la gestion du stress et de l'anxiété

La musculation a des effets positifs sur la confiance en soi et l'estime de soi, qui peuvent aider à réduire le stress et l'anxiété. De plus, la musculation peut servir de distraction positive, en permettant aux individus de se concentrer sur leurs efforts physiques plutôt que sur leurs préoccupations mentales. Par exemple, Sarah, une mère célibataire qui travaille à temps plein, utilise la musculation comme un moyen de gérer son stress. Elle a trouvé que soulever des poids lui permet de se concentrer sur elle-même et de se déconnecter de ses problèmes quotidiens.

Les meilleures pratiques pour utiliser la musculation comme outil de gestion du stress et de l'anxiété

Pour commencer un programme d'entraînement en musculation pour gérer le stress et l'anxiété, il est important de respecter certaines pratiques. Il faut notamment veiller à la régularité et à la progressivité de l'entraînement, ainsi qu'à l'équilibre entre l'effort physique et le repos. Il est également essentiel de trouver un environnement d'entraînement favorable et de s'entourer de personnes positives et motivantes. Enfin, une alimentation équilibrée et une bonne hydratation sont indispensables pour soutenir les efforts de musculation et réduire le stress.

Études de cas de personnes ayant utilisé la musculation pour gérer le stress et l'anxiété

Pour illustrer l'efficacité de la musculation dans la gestion du stress et de l'anxiété, nous allons partager quelques études de cas réelles.

Cas 1 : Marc, un cadre supérieur dans une entreprise de technologie, a commencé à faire de la musculation après avoir été diagnostiqué avec un trouble anxieux. En combinant la musculation avec une thérapie cognitivo-comportementale, il a réussi à réduire significativement ses symptômes d'anxiété et à améliorer sa qualité de vie.

Lisa, une étudiante en médecine, a utilisé la musculation comme moyen de gérer le stress intense de ses études. Elle a trouvé que l'entraînement régulier l'aidait à se sentir plus calme et concentrée, ce qui a amélioré ses performances académiques et son bien-être général.

Cas 3 : Alex, un vétéran de l'armée, a utilisé la musculation comme partie de son traitement pour le trouble de stress post-traumatique. L'entraînement physique intense lui a permis de canaliser son énergie et ses émotions de manière productive, ce qui a eu un impact positif sur sa santé mentale.

Ces exemples montrent que la musculation peut être un outil puissant pour gérer le stress et l'anxiété. Cependant, il est important de noter que chaque individu est unique et que ce qui fonctionne pour une personne peut ne pas fonctionner pour une autre. Il est donc essentiel de trouver une approche qui convient à vos besoins et à votre style de vie.

CHAPITRE 7
LA MUSCULATION ET LA DÉPRESSION

La dépression est une maladie qui touche des millions de personnes à travers le monde. Elle est souvent caractérisée par une tristesse persistante, une perte d'intérêt ou de plaisir dans les activités habituelles, des troubles du sommeil et de l'appétit, une fatigue excessive, des sentiments de désespoir, de culpabilité ou d'inutilité, et parfois des pensées de mort ou de suicide. Mais saviez-vous que la musculation peut être un outil efficace pour traiter et prévenir la dépression ? Dans ce chapitre, nous allons explorer comment la musculation peut aider à gérer et à surmonter la dépression.

Les bienfaits de la musculation sur la santé mentale

L'exercice physique, et en particulier la musculation, a de nombreux bienfaits sur la santé mentale. Il a été démontré qu'il stimule la production d'endorphines, des neurotransmetteurs qui améliorent l'humeur et réduisent les symptômes de la dépression. Une étude publiée dans le Journal of Clinical Psychiatry a montré que les patients dépressifs qui ont suivi un programme d'exercice physique ont vu une amélioration significative de leurs symptômes par rapport à ceux qui n'ont pas fait d'exercice.

Les effets de la musculation sur le cerveau

La musculation ne se contente pas de sculpter votre corps, elle sculpte aussi votre cerveau. L'exercice physique régulier peut augmenter la neurogenèse, c'est-à-dire la formation de nouveaux neurones, dans certaines régions du cerveau liées à la régulation de l'humeur. Une étude publiée dans le Journal of Neuroscience a montré que l'exercice physique régulier augmentait la neurogenèse dans l'hippocampe, une région du cerveau qui joue un rôle clé dans la régulation de l'humeur et qui est souvent affectée dans la dépression.

Les aspects sociaux de la musculation

La musculation n'est pas seulement une activité solitaire, elle peut aussi être une activité sociale qui favorise le soutien social et réduit l'isolement social, un facteur de risque de la dépression. Participer à des activités de musculation en groupe, que ce soit dans une salle de sport, dans un club de fitness ou dans un parc, peut vous aider à vous sentir plus connecté aux autres, à partager vos expériences et à recevoir du soutien. De nombreuses personnes ont rapporté que la musculation en groupe les a aidées à surmonter leur dépression.

Stratégies d'entraînement en musculation pour la dépression

Il existe différentes stratégies d'entraînement en musculation qui peuvent être bénéfiques pour les personnes atteintes de dépression.

L'entraînement en force, par exemple, peut aider à améliorer l'humeur et à réduireles symptômes de la dépression. Il peut s'agir d'exercices de résistance à poids corporel, d'exercices avec des poids libres ou des machines, ou d'exercices de haute intensité. L'important est de choisir une forme d'entraînement qui vous plaît et que vous pouvez maintenir sur le long terme.

La musculation comme outil de prévention de la dépression

En plus d'être un outil de traitement, la musculation peut aussi être un outil de prévention de la dépression. Une étude publiée dans le American Journal of Psychiatry a montré que même une heure d'exercice physique par semaine peut aider à prévenir la dépression. La musculation, en particulier, peut être un excellent moyen de prévention grâce à ses effets sur la force physique, l'estime de soi et la santé mentale en général.

En conclusion, la musculation peut être un outil précieux pour gérer et surmonter la dépression. Que vous soyez déjà un adepte de la musculation ou que vous soyez nouveau dans ce domaine, il n'est jamais trop tard pour commencer à utiliser la musculation pour améliorer votre santé mentale. Dans le prochain chapitre, nous explorerons comment la musculation peut être utilisée pour améliorer les performances athlétiques.

PARTIE III
LA MUSCULATION POUR LES ATHLÈTES

CHAPITRE 8
POURQUOI LES ATHLÈTES DEVRAIENT FAIRE DE LA MUSCULATION

La musculation n'est pas seulement pour ceux qui cherchent à développer une masse musculaire impressionnante. Elle est également essentielle pour les athlètes qui cherchent à améliorer leurs performances dans leur sport de prédilection. Que vous soyez un footballeur, un coureur, un nageur ou un cycliste, la musculation peut vous aider à atteindre vos objectifs sportifs.

Amélioration de la force et de la puissance

La musculation est l'un des moyens les plus efficaces pour augmenter la force et la puissance, deux éléments clés de la performance athlétique. Par exemple, un footballeur peut améliorer sa vitesse de sprint et sa capacité à résister aux tacles grâce à un programme de musculation bien conçu.

Prévention des blessures

La musculation renforce non seulement les muscles, mais aussi les tendons, les ligaments et les os, ce qui peut aider à prévenir les blessures. De plus, elle peut aider à corriger les déséquilibres musculaires qui peuvent conduire à des blessures.

Amélioration de l'endurance

Bien que l'endurance soit souvent associée à des activités cardiovasculaires comme la course à pied ou le cyclisme, la musculation peut également aider à améliorer l'endurance musculaire, ce qui peut être bénéfique pour les sports d'endurance.

Que vous soyez un athlète professionnel ou un amateur passionné, la musculation peut vous aider à améliorer votre performance, prévenir les blessures et atteindre vos objectifs sportifs.

CHAPITRE 9
COMMENT LA MUSCULATION AMÉLIORE LES PERFORMANCES SPORTIVES

Bienvenue dans le chapitre sur l'impact de la musculation sur les performances sportives. Dans ce chapitre, nous allons explorer comment la musculation peut améliorer la force, l'endurance, prévenir les blessures et favoriser la récupération chez les athlètes.

L'importance de la force

La force est le pilier de presque tous les mouvements sportifs. Que vous soyez un sprinter explosif ou un haltérophile, la force est la clé pour générer de la puissance et de l'explosivité. Par exemple, un footballeur doit avoir une force suffisante pour sprinter, sauter et tirer avec puissance. Des études scientifiques ont démontré le lien entre la force musculaire et les performances sportives. Une étude publiée dans le Journal of Strength and Conditioning Research a montré que les athlètes avec une plus grande force musculaire avaient de meilleures performances dans une variété de sports.

La musculation pour l'endurance

L'endurance est une autre qualité physique essentielle pour de nombreux sports. La musculation peut aider à améliorer l'endurance en renforçant les muscles utilisés pendant l'activité sportive.

Par exemple, un coureur peut utiliser la musculation pour renforcer ses jambes, ce qui peut l'aider à courir plus longtemps et plus vite. De plus, des athlètes comme Mo Farah, champion olympique de longue distance, ont intégré la musculation dans leur entraînement pour améliorer leur endurance.

La musculation pour la prévention des blessures

La musculation joue un rôle crucial dans la prévention des blessures. En renforçant les muscles et les articulations, la musculation peut aider à maintenir une bonne posture et à réduire les risques de blessures liées à une mauvaise technique ou à une surutilisation. Par exemple, les haltérophiles utilisent la musculation pour renforcer leurs muscles du dos, ce qui peut aider à prévenir les blessures du dos courantes dans ce sport.

La musculation pour la récupération

Enfin, la musculation peut aider à accélérer la récupération après un entraînement intense ou une compétition. La musculation favorise la circulation sanguine, réduit les courbatures et stimule la régénération musculaire. Par exemple, des techniques de musculation spécifiques, comme les exercices d'étirement et de mobilité, peuvent être utilisées pour améliorer la récupération.

En conclusion, la musculation est un outil puissant pour améliorer les performances sportives. Que ce soit pour augmenter la force, améliorer l'endurance, prévenir les blessures ou accélérer la récupération, la musculation a sa place dans l'entraînement de tout athlète. Dans le prochain chapitre, nous explorerons plus en détail comment intégrer la musculation dans votre routine d'entraînement.

CHAPITRE 10
PROGRAMMES DE MUSCULATION POUR DIFFÉRENTS SPORTS

La musculation n'est pas seulement pour ceux qui cherchent à sculpter leur corps ou à augmenter leur force brute. Elle est également essentielle pour les athlètes de divers sports, car elle peut améliorer la puissance, l'endurance, la vitesse et la coordination. Dans ce chapitre, nous allons explorer comment la musculation peut être adaptée pour répondre aux exigences spécifiques de différents sports.

Sports de force (comme l'haltérophilie) : Ces sports nécessitent une force brute et une puissance explosive. Le programme d'entraînement pourrait inclure des exercices de levage lourds comme les squats, les deadlifts et les presses de banc. Il pourrait également inclure des exercices de puissance comme les sauts en boîte et les lancers de médecine-ball. Le programme pourrait être structuré avec des séances d'entraînement 3-4 fois par semaine, en se concentrant sur différents groupes musculaires à chaque séance.

Sports d'endurance (Football, Tennis, Basket...) : Ces sports nécessitent une endurance cardiovasculaire et musculaire. Le programme d'entraînement pourrait inclure des exercices de cardio à long terme comme la course à pied, le vélo ou la natation, ainsi que des exercices de résistance à faible poids et à haute répétition pour renforcer les muscles sans ajouter trop de masse. Le programme pourrait être structuré avec des séances d'entraînement 3-4 fois par semaine en plus des entraînements du sport que vous pratiquez, en alternant entre les jours de cardio et les jours de musculation.

Sports de combat (comme la boxe, Mma...) : Ces sports nécessitent à la fois de la force, de l'endurance et de l'agilité. Le programme d'entraînement pourrait inclure une combinaison d'exercices de levage de poids, de cardio et de travail de sac de frappe. Il pourrait également inclure des exercices spécifiques pour améliorer la vitesse de frappe et la technique de combat. Le programme pourrait être structuré avec des séances d'entraînement 4-5 fois par semaine, en se concentrant sur différents aspects de la condition physique à chaque séance, en plus de vos séances de sports respectives.

Veuillez noter que ces programmes sont très généraux et devraient être adaptés aux besoins spécifiques de chaque individu. Il est toujours recommandé de consulter un entraîneur personnel ou un professionnel de la santé avant de commencer un nouveau programme d'entraînement.

PARTIE IV
LA MUSCULATION ET LA RÉCUPÉRATION

CHAPITRE 11
POURQUOI LA RÉCUPÉRATION EST ESSENTIELLE EN MUSCULATION

La récupération est un aspect souvent négligé de la musculation. Pourtant, c'est une composante essentielle pour obtenir des résultats optimaux. Sans une récupération adéquate, vos muscles ne peuvent pas se réparer, se renforcer et grandir. De plus, la récupération joue un rôle crucial dans la prévention des blessures et la gestion de la fatigue.

Comprendre le processus de récupération

La récupération après un entraînement de musculation n'est pas un processus simple. Il s'agit d'une série d'étapes complexes qui se produisent dans votre corps pour réparer les dommages causés par l'entraînement, renforcer vos muscles et préparer votre corps pour votre prochaine séance d'entraînement. Ces étapes comprennent la récupération musculaire, la récupération nerveuse et la récupération hormonale. Chacune de ces étapes joue un rôle crucial dans la réparation et la croissance de vos muscles.

Les bénéfices de la récupération

La récupération en musculation offre de nombreux avantages. Elle permet à vos muscles de se réparer et de se renforcer, ce qui peut conduire à des gains de force et de taille musculaire. De plus, une récupération adéquate peut aider à prévenir les blessures et à gérer la fatigue, ce qui peut améliorer vos performances à long terme.

Par exemple, des études ont montré que les athlètes qui suivent un programme de récupération adéquat ont une meilleure performance et une moindre incidence de blessures.

Les différentes méthodes de récupération

Il existe de nombreuses méthodes de récupération que vous pouvez utiliser pour optimiser votre récupération après un entraînement de musculation. Celles-ci comprennent le repos actif, les étirements, les massages, les bains de glace et bien d'autres. Chacune de ces méthodes a ses propres avantages et peut aider à accélérer votre récupération musculaire.

Les stratégies de récupération nutritionnelle

La nutrition joue un rôle crucial dans votre récupération après un entraînement de musculation. Les nutriments tels que les protéines, les glucides et les graisses peuvent aider à réparer vos muscles, à reconstituer vos réserves d'énergie et à réduire l'inflammation. De plus, l'hydratation est essentielle pour la récupération, car elle aide à reconstituer les fluides perdus pendant l'entraînement et à transporter les nutriments vers vos muscles.

Les erreurs courantes à éviter

De nombreuses personnes commettent des erreurs en matière de récupération en musculation.

Ces erreurs comprennent le fait de négliger les jours de repos, de s'entraîner trop intensément sans laisser suffisamment de temps pour la récupération, et de ne pas suivre une nutrition adéquate pour la récupération. Ces erreurs peuvent entraver votre progression et augmenter votre risque de blessures.

La récupération est un élément essentiel de la musculation. Elle permet à vos muscles de se réparer, de se renforcer et de grandir. En intégrant des stratégies de récupération efficaces dans votre routine d'entraînement, vous pouvez améliorer vos performances, prévenir les blessures et maximiser vos gains musculaires. Alors, n'oubliez pas : la récupération n'est pas un luxe, c'est une nécessité. Prenez le temps de vous reposer, de vous nourrir correctement et de prendre soin de votre corps. Votre corps vous en remerciera.

CHAPITRE 12
TECHNIQUES DE RÉCUPÉRATION : SOMMEIL, NUTRITION, ÉTIREMENTS

La récupération est un aspect souvent négligé de l'entraînement en musculation. Pourtant, c'est pendant ces périodes de repos que notre corps se répare et se renforce. Dans ce chapitre, nous allons explorer trois éléments clés de la récupération : le sommeil, la nutrition et les étirements.

Le sommeil

Le sommeil est essentiel pour la récupération. Pendant que nous dormons, notre corps travaille à réparer les tissus musculaires endommagés pendant l'entraînement. Un sommeil de qualité peut améliorer la performance, la concentration et l'humeur.

Il est recommandé aux athlètes de dormir entre 7 et 9 heures par nuit. Cependant, la qualité du sommeil est tout aussi importante que la quantité. Un environnement calme, sombre et frais peut favoriser un sommeil plus profond et plus réparateur. De plus, établir une routine de sommeil régulière peut aider à réguler votre horloge interne et à améliorer la qualité de votre sommeil.

Voici quelques techniques pour améliorer votre sommeil :

- Commencez par créer une routine de sommeil régulière en fixant une heure de coucher et une heure de réveil cohérentes tous les jours, y compris les week-ends.

- Créez un environnement propice au sommeil en veillant à ce que votre chambre soit sombre, calme et fraîche. Utilisez des rideaux occultants, des bouchons d'oreilles ou un masque pour les yeux si nécessaire.

- Limitez l'utilisation des appareils électroniques tels que les téléphones portables, les tablettes et les ordinateurs avant le coucher, car la lumière bleue émise par ces appareils peut perturber votre rythme circadien. Essayez plutôt de lire un livre ou de pratiquer des techniques de relaxation.

- Évitez les repas lourds et les boissons trop copieuses avant le coucher. Optez plutôt pour un dîner léger et essayez de manger au moins deux heures avant de vous coucher pour permettre à votre corps de digérer correctement.

- Établissez une routine de relaxation avant le coucher pour signaler à votre corps qu'il est temps de se détendre. Cela peut inclure des activités telles que la méditation, la respiration profonde, le yoga ou la lecture d'un livre apaisant.

La nutrition

Comme on a vu dans les chapitres précédents, la nutrition joue un rôle crucial dans la récupération. Les macronutriments, comme les protéines, les glucides et les lipides, fournissent l'énergie nécessaire à la réparation et à la croissance musculaire.

Les micronutriments, comme les vitamines et les minéraux, soutiennent les fonctions corporelles essentielles, comme le système immunitaire et le métabolisme.

Une alimentation équilibrée, riche en protéines, en glucides complexes et en graisses saines, peut favoriser une récupération plus rapide. De plus, l'hydratation est essentielle pour le fonctionnement optimal de l'organisme et la performance sportive.

Les étirements

Les étirements peuvent aider à améliorer la flexibilité, à réduire les douleurs musculaires et à accélérer la récupération. Les étirements statiques, où vous maintenez une position pendant une certaine durée, peuvent aider à augmenter la flexibilité et à réduire la tension musculaire. Les étirements dynamiques, où vous bougez activement une partie du corps pour augmenter son amplitude de mouvement, peuvent aider à préparer les muscles pour l'entraînement.

Je vais vous donner quelques techniques pour vos étirements :

- Avant de commencer les étirements, assurez-vous de vous échauffer correctement en effectuant quelques minutes d'exercices cardiovasculaires légers, tels que la marche rapide ou le jogging sur place.

- Commencez par des étirements dynamiques pour préparer vos muscles à l'effort. Cela peut inclure des mouvements tels que des balancements de jambes, des rotations des bras et des rotations du tronc.

- Concentrez-vous sur les groupes musculaires spécifiques que vous avez sollicités pendant votre séance d'entraînement. Par exemple, si vous avez travaillé les jambes, effectuez des étirements pour les quadriceps, les ischio-jambiers et les mollets.

- Maintenez chaque étirement pendant environ 20 à 30 secondes, en veillant à ne pas rebondir ou forcer le mouvement. Respirez profondément et détendez-vous pendant l'étirement.

Il est important de noter que les étirements doivent être effectués correctement pour être bénéfiques. Un échauffement avant les étirements peut aider à prévenir les blessures, et une récupération active après l'effort peut aider à accélérer la récupération.

CHAPITRE 13
PRÉVENTION DES BLESSURES EN MUSCULATION

La musculation, comme tout autre sport, comporte son lot de risques de blessures. Cependant, avec une approche préventive et une bonne connaissance des techniques appropriées, ces risques peuvent être grandement réduits. Dans ce chapitre, nous allons explorer les différentes façons de prévenir les blessures en musculation.

Comprendre les types de blessures courantes en musculation

Les blessures en musculation peuvent varier de légères à graves, allant des douleurs musculaires courantes aux déchirures musculaires et aux fractures. Les blessures les plus courantes en musculation comprennent les déchirures musculaires, les entorses, les tendinites et les hernies discales. Comprendre ces blessures et savoir comment les prévenir est la première étape pour rester en sécurité pendant l'entraînement.

Techniques d'échauffement et de refroidissement

L'échauffement avant l'entraînement et le refroidissement après l'entraînement sont deux éléments essentiels de la prévention des blessures. L'échauffement prépare le corps à l'effort en augmentant la température corporelle, en améliorant la circulation sanguine vers les muscles et en augmentant la flexibilité.

Le refroidissement aide à ramener le corps à son état de repos normal et à réduire le risque de douleurs musculaires après l'entraînement.

Utilisation correcte de l'équipement

L'utilisation incorrecte de l'équipement de musculation est une cause fréquente de blessures. Il est essentiel de comprendre comment utiliser correctement chaque pièce d'équipement et de s'assurer que l'équipement est en bon état de fonctionnement. De plus, il est important de ne pas surcharger l'équipement et de toujours utiliser une technique correcte lors de l'exécution des exercices.

Importance de la récupération

La récupération est un aspect souvent négligé de l'entraînement en musculation. Pourtant, c'est pendant ces périodes de repos que notre corps se répare et se renforce. Une récupération adéquate peut aider à prévenir les blessures en permettant aux muscles de se réparer et de se renforcer entre les séances d'entraînement.

PARTIE V
LA MUSCULATION ET LA MOBILITÉ

CHAPITRE 14
POURQUOI LA MOBILITÉ EST IMPORTANTE EN MUSCULATION

La musculation est souvent associée à l'image de muscles saillants et de force brute. Cependant, un aspect souvent négligé de la musculation est la mobilité. La mobilité, qui se réfère à la capacité de bouger librement et facilement, est un élément essentiel pour optimiser les performances, prévenir les blessures et maximiser les résultats de l'entraînement.

Définition de la mobilité en musculation

La mobilité en musculation se réfère à la capacité de bouger une articulation à travers toute sa gamme de mouvement avec contrôle et sans douleur. Elle diffère de la flexibilité, qui est simplement la capacité d'étirer un muscle. La mobilité nécessite à la fois de la flexibilité et de la force, ce qui la rend particulièrement importante pour les athlètes et les adeptes de la musculation.

Avantages de la mobilité en musculation

La mobilité offre de nombreux avantages en musculation. Elle permet d'améliorer la technique d'exercice, d'augmenter la force fonctionnelle, de prévenir les blessures et de favoriser une meilleure amplitude de mouvement. Par exemple, une bonne mobilité de la hanche peut améliorer la technique de squat, augmenter la force de levage, prévenir les blessures au dos et permettre une plus grande amplitude de mouvement.

Techniques de mobilité

Il existe de nombreuses techniques de mobilité qui peuvent être intégrées dans un programme de musculation. Ces techniques peuvent être divisées en différentes catégories en fonction de la partie du corps qu'elles ciblent.

Mobilité des épaules et des bras : Les rotations d'épaules, les étirements des triceps et les ouvertures de la poitrine sont des exemples d'exercices qui peuvent améliorer la mobilité des épaules et des bras.

Mobilité du dos et de la colonne vertébrale : Les extensions du dos, les rotations de la colonne vertébrale et les étirements du chat-camel sont des exemples d'exercices qui peuvent améliorer la mobilité du dos et de la colonne vertébrale.

Mobilité des hanches et des jambes : Les étirements des hanches, les squats profonds et les étirements des ischio-jambiers sont des exemples d'exercices qui peuvent améliorer la mobilité des hanches et des jambes.

Mobilité des chevilles et des pieds : Les rotations des chevilles, les étirements des mollets et les exercices d'équilibre sur un pied sont des exemples d'exercices qui peuvent améliorer la mobilité des chevilles et des pieds.

Importance de la progression dans la mobilité

Il est important de progresser graduellement dans les exercices de mobilité. Commencer par des mouvements de base et augmenter progressivement l'amplitude et l'intensité des exercices peut aider à améliorer la mobilité de manière sûre et efficace.

La mobilité est un aspect essentiel de la musculation qui ne doit pas être négligé. En intégrant des techniques de mobilité dans votre programme d'entraînement, vous pouvez optimiser vos performances, prévenir les blessures et maximiser vos résultats.

CHAPITRE 15
EXERCICES DE MUSCULATION POUR AMÉLIORER LA MOBILITÉ

La mobilité est un aspect souvent négligé de la musculation. Pourtant, elle joue un rôle crucial dans la performance et la prévention des blessures. Dans ce chapitre, nous allons explorer différents exercices de musculation qui peuvent aider à améliorer votre mobilité.

Exercices pour la mobilité des épaules

Les épaules sont l'une des articulations les plus mobiles du corps, mais elles sont aussi souvent sujettes aux blessures. Des exercices spécifiques, tels que les rotations des bras, les étirements des deltoïdes et les élévations latérales, peuvent aider à améliorer la mobilité des épaules. Il est important de réaliser ces exercices avec une bonne forme et une technique appropriée pour maximiser leurs bénéfices et minimiser le risque de blessure.

Cercles d'épaules : Debout, pieds écartés de la largeur des épaules, bras le long du corps. Faites tourner lentement vos épaules vers l'avant en grands cercles pour 10 répétitions, puis inversez la direction pour 10 autres répétitions.

Roulements d'épaules : Debout, pieds écartés de la largeur des épaules, bras détendus. Roulez vos épaules vers le haut, vers l'arrière et vers le bas dans un mouvement fluide pour 10 répétitions.

Étirements des épaules : Debout ou assis, étendez un bras devant votre poitrine. Utilisez la main opposée pour tirer doucement le bras étendu plus près de votre corps, ressentant un étirement dans l'épaule. Maintenez l'étirement pendant 15 à 30 secondes de chaque côté, en répétant 2 à 3 fois.

Exercices pour la mobilité des hanches

La mobilité des hanches est essentielle pour une grande variété de mouvements en musculation. Des exercices tels que les squats profonds, les fentes latérales et les étirements des fléchisseurs de hanche peuvent aider à améliorer cette mobilité. Comme pour tous les exercices, il est important de les réaliser correctement et de progresser graduellement pour obtenir les meilleurs résultats.

Cercles de hanches : Debout, pieds écartés de la largeur des épaules, mains sur les hanches. Faites tourner vos hanches en cercle, en faisant 10 cercles dans un sens puis 10 cercles dans le sens opposé.

Ouvertures de hanches : Debout, pieds plus larges que la largeur des épaules, orteils légèrement tournés vers l'extérieur. Abaissez lentement votre corps dans une position de squat tout en gardant le dos droit. Utilisez vos coudes pour pousser doucement vos genoux vers l'extérieur, ressentant un étirement dans les hanches. Maintenez l'étirement pendant 15 à 30 secondes, en répétant 2 à 3 fois.

Étirements des fléchisseurs de la hanche : Agenouillez-vous sur un genou avec l'autre pied à plat sur le sol devant vous. Poussez doucement vos hanches vers l'avant, ressentant un étirement à l'avant de la hanche. Maintenez l'étirement pendant 15 à 30 secondes de chaque côté, en répétant 2 à 3 fois.

Exercices de mobilité pour le dos

Le dos est une autre zone clé qui bénéficie d'une bonne mobilité. Des exercices tels que les étirements du dos, les rotations de la colonne vertébrale et les extensions lombaires peuvent aider à améliorer la mobilité du dos. Ces exercices ciblent spécifiquement les muscles et les articulations du dos, contribuant à une meilleure posture et à une plus grande flexibilité.

Étirements de chat-vache : À quatre pattes, mains directement sous les épaules, genoux sous les hanches. Cambrez votre dos vers le haut, en rentrant votre menton dans votre poitrine (pose de chat), puis abaissez votre ventre vers le sol tout en levant votre tête et votre coccyx (pose de vache). Passez en douceur entre ces deux positions pour 10 répétitions.

Torsions vertébrales assises : Assis sur le sol, jambes étendues devant vous. Croisez une jambe par-dessus l'autre et placez le coude opposé à l'extérieur du genou croisé. Tournez doucement votre torse vers la jambe croisée, ressentant un étirement dans le dos. Maintenez l'étirement pendant 15 à 30 secondes de chaque côté, en répétant 2 à 3 fois.

Extensions du dos : Allongé sur le ventre, mains sous les épaules. Poussez votre corps supérieur hors du sol, en cambrant le dos et en regardant vers le haut. Maintenez la position pendant quelques secondes avant de redescendre lentement. Répétez cet exercice pour 10 répétitions.

Ces exercices de mobilité sont essentiels pour améliorer votre flexibilité, réduire le risque de blessure et améliorer votre performance globale en musculation. N'oubliez pas d'écouter votre corps et de ne pas dépasser vos limites. Modifiez les exercices au besoin et n'oubliez pas de vous échauffer avant de commencer et de vous refroidir après avoir terminé.

CHAPITRE 16
PRÉVENTION DES BLESSURES ET AMÉLIORATION DE LA FLEXIBILITÉ

La prévention des blessures et l'amélioration de la flexibilité sont des aspects essentiels de tout programme de musculation réussi. Dans ce chapitre, nous allons explorer ces deux aspects en détail.

Importance de la prévention des blessures

La musculation, comme tout autre sport, comporte son lot de risques de blessures. Selon une étude publiée dans le Journal of Strength and Conditioning Research, environ 1 pratiquant de musculation sur 5 se blesse chaque année. Ces blessures peuvent aller de légères douleurs musculaires à des déchirures musculaires graves, qui peuvent retarder vos progrès et causer des douleurs à long terme. Par conséquent, il est crucial de prendre des mesures pour éviter ces blessures.

Techniques pour améliorer la flexibilité

La flexibilité est un élément clé de la musculation, car elle permet une plus grande amplitude de mouvement, ce qui peut aider à améliorer la performance et à prévenir les blessures. Voici quelques techniques pour améliorer votre flexibilité :

Étirements statiques : Ces étirements impliquent d'étirer un muscle à son point de tension maximale et de le maintenir pendant une certaine période, généralement entre 15 et 60 secondes. C'est une excellente façon d'améliorer la flexibilité globale.

Étirements dynamiques : Contrairement aux étirements statiques, les étirements dynamiques impliquent de bouger une partie du corps pour augmenter son amplitude de mouvement. Ces étirements sont généralement effectués avant un entraînement pour préparer les muscles à l'activité.

Exercices de mobilité articulaire : Ces exercices visent à augmenter la mobilité des articulations, ce qui peut aider à améliorer la flexibilité et à prévenir les blessures. Ils peuvent inclure des mouvements tels que les rotations de la cheville, les rotations de l'épaule et les rotations de la hanche.

Étirements spécifiques pour chaque groupe musculaire

Il est important de cibler chaque groupe musculaire lors de vos étirements pour améliorer la flexibilité globale et prévenir les blessures. Voici quelques exemples d'étirements pour chaque groupe musculaire :

Jambes : Les étirements pour les jambes peuvent inclure l'étirement du mollet, l'étirement de l'ischio-jambier et l'étirement du quadriceps. Ces étirements peuvent aider à améliorer la flexibilité des jambes et à prévenir les blessures liées à la course et au saut.

Dos : Les étirements pour le dos peuvent inclure l'étirement du dos en chat, l'étirement du dos en chameau et l'étirement du dos en torsion. Ces étirements peuvent aider à améliorer la flexibilité du dos et à prévenir les blessures liées à la levée de poids.

Épaules : Les étirements pour les épaules peuvent inclure l'étirement de l'épaule en croix, l'étirement de l'épaule en rotation et l'étirement de l'épaule en extension. Ces étirements peuvent aider à améliorer la flexibilité des épaules et à prévenir les blessures liées aux mouvements de lancer et de frapper.

Ces techniques et étirements sont des outils précieux pour améliorer votre flexibilité et prévenir les blessures en musculation. Cependant, il est important de les effectuer correctement pour obtenir les meilleurs résultats et éviter les blessures. N'hésitez pas à demander l'aide d'un professionnel si vous n'êtes pas sûr de la bonne technique.

CONCLUSION

Comme nous arrivons à la fin de ce voyage, il est temps de faire un bref récapitulatif des points clés que nous avons abordés. Nous avons exploré les multiples facettes de la musculation, de la compréhension de son univers, en passant par l'impact de la musculation sur la santé mentale, jusqu'à son rôle essentiel pour les athlètes de haut niveau. Nous avons également plongé dans l'importance de la récupération et de la mobilité pour optimiser nos performances et prévenir les blessures.

Si vous n'avez pas encore commencé votre voyage dans le monde de la musculation, j'espère que ce livre vous a donné l'inspiration et les outils nécessaires pour faire le premier pas. Si vous êtes déjà sur ce chemin, j'espère que ce livre vous a fourni des informations précieuses pour vous aider à continuer à progresser et à atteindre vos objectifs.

La musculation est un domaine en constante évolution, avec de nouvelles recherches et techniques qui sont constamment développées. Je vous encourage à rester curieux et à continuer à apprendre et à grandir dans ce domaine. Que ce soit en lisant d'autres livres, en suivant des blogs ou des podcasts sur le sujet, ou en travaillant avec un coach spécialisé, il y a toujours plus à apprendre.

En plus de ce livre sur la musculation, j'ai également écrit sur d'autres sujets qui pourraient vous intéresser. Que ce soit sur la séduction, les relations ou d'autres aspects de la musculation, ces livres sont conçus pour vous aider à améliorer différents aspects de votre vie et à atteindre un épanouissement global.

Enfin, je tiens à vous remercier d'avoir pris le temps de lire ce livre. Votre engagement et votre intérêt pour la musculation sont ce qui rend ce travail si gratifiant pour moi. J'espère que vous continuerez à utiliser les connaissances que vous avez acquises ici pour transformer votre vie et atteindre vos objectifs. N'oubliez pas, le voyage est tout aussi important que la destination. Alors, continuez à pousser, continuez à apprendre, et continuez à grandir.

À bientôt

Printed in France by Amazon
Brétigny-sur-Orge, FR